BEI GRIN MACHT SICH IHR
WISSEN BEZAHLT

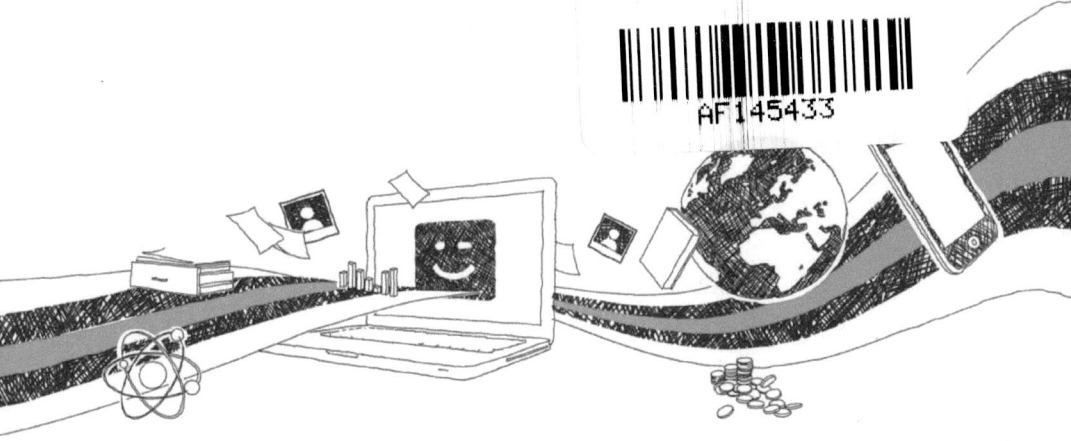

- Wir veröffentlichen Ihre Hausarbeit,
  Bachelor- und Masterarbeit

- Ihr eigenes eBook und Buch -
  weltweit in allen wichtigen Shops

- Verdienen Sie an jedem Verkauf

Jetzt bei www.GRIN.com hochladen
und kostenlos publizieren

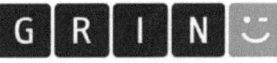

Bibliografische Information der Deutschen Nationalbibliothek:

Die Deutsche Bibliothek verzeichnet diese Publikation in der Deutschen National-
bibliografie; detaillierte bibliografische Daten sind im Internet über http://dnb.d-
nb.de/ abrufbar.

Dieses Werk sowie alle darin enthaltenen einzelnen Beiträge und Abbildungen
sind urheberrechtlich geschützt. Jede Verwertung, die nicht ausdrücklich vom
Urheberrechtsschutz zugelassen ist, bedarf der vorherigen Zustimmung des Verla-
ges. Das gilt insbesondere für Vervielfältigungen, Bearbeitungen, Übersetzungen,
Mikroverfilmungen, Auswertungen durch Datenbanken und für die Einspeicherung
und Verarbeitung in elektronische Systeme. Alle Rechte, auch die des auszugsweisen
Nachdrucks, der fotomechanischen Wiedergabe (einschließlich Mikrokopie) sowie
der Auswertung durch Datenbanken oder ähnliche Einrichtungen, vorbehalten.

Impressum:

Copyright © 2017 GRIN Verlag
Druck und Bindung: Books on Demand GmbH, Norderstedt Germany
ISBN: 9783668783461

Dieses Buch bei GRIN:

https://www.grin.com/document/434515

Lucas Tuzina

Erstellung und Analyse eines Gruppentrainings im Fitnessbereich

GRIN Verlag

GRIN - Your knowledge has value

Der GRIN Verlag publiziert seit 1998 wissenschaftliche Arbeiten von Studenten, Hochschullehrern und anderen Akademikern als eBook und gedrucktes Buch. Die Verlagswebsite www.grin.com ist die ideale Plattform zur Veröffentlichung von Hausarbeiten, Abschlussarbeiten, wissenschaftlichen Aufsätzen, Dissertationen und Fachbüchern.

Besuchen Sie uns im Internet:

http://www.grin.com/

http://www.facebook.com/grincom

http://www.twitter.com/grin_com

Deutsche Hochschule für

Prävention und Gesundheitsmanagement

Hermann Neuberger Sportschule 3

66123 Saarbrücken

Einsendeaufgabe

Fachmodul:	Gruppentraining I
Studiengang:	Fitnessökonomie
Name, Vorname:	Tuzina, Lucas-M.
Studienort:	**Hamburg**
Semester:	**SS 17**

Inhaltsverzeichnis

1 Motorische Fähigkeiten im Kursbereich

1.1 Kraft

Die motorische Fähigkeit Kraft beschreibt die Fähigkeit, unter Einsatz des Nerv-Muskel-Systems, Widerstände zu überwinden, ihnen entgegenzuwirken oder sie zu halten. Es entsteht eine Kontraktion in der angesprochenen Muskulatur (Eifler, 2016, S.21).

Die Kraft lässt sich in drei verschiedene Erscheinungsformen einteilen: die Maximalkraft, die Schnellkraft und die Kraftausdauer. Im Kursbereich ist die häufigste Erscheinungsform die Kraftausdauer (Eifler, 2016, S.22).

Eine Beispielübung wäre z.b. die Kniebeuge. Die Übung startet mit einem festen Stand, bei dem die Füße hüftbreit aufgestellt sind und die Fußspitzen gerade aus zeigen. Die Knie sind leicht gebeugt und der Oberkörper gerade aufgerichtet. Bei der Bewegung findet im Kniegelenk eine Beugung um ca. 90 Grad statt und das Gesäß wird nach hinten gedrückt. Bei der Bewegung sollten die Knie im besten Fall die Zehenspitzen nicht überschreiten. Von der Endposition aus, bei der die Knie 90 Grad gebeugt sind, findet nun die Bewegung zurück in die Ausgangsposition statt. Zu beachten ist, dass der Rücken während der gesamten Übungsausführung gerade sein sollte.

Eine zweite Beispielübung wäre der Liegestütz. Gestartet wird im Vierfüßler-Stand. Die Beine werden gestreckt und die Füße auf den Zehenspitzen aufgestellt, so dass sich die Füße auf Hüfthöhe befinden. Die Hände werden unter den Schultern positioniert, wobei die Fingerspitzen nach vorne zeigen. Das Gesicht zeigt zum Boden. Nun wird der Körper Richtung Boden bewegt, dabei entsteht eine Beugung im Ellenbogengelenk. Ca. 5 cm bevor das Gesicht den Boden berührt, wird der Körper wieder nach oben bewegt und es findet eine Streckung im Ellenbogengelenk statt. Während der Übung sollte das Gesäß auf einer Höhe mit dem Rücken sein.

Die Übungen werden mit 15 Wiederholungen ausgeführt wobei die Wiederholungen im normalen Tempo, d.h. eine Zähleinheiten rauf und eine runter ausgeführt werden. Es werden zwei Sätze ausgeführt. Dieser Wiederholungsbereich spiegelt die Erscheinungsform der Kraftausdauer wieder.

1.2 Ausdauer

Unter der motorischen Fähigkeit Ausdauer versteht man die Fähigkeit, physischen psychischen Belastungen über einen längeren Zeitraum standzuhalten, die durch ihre Intensität zwangsläufig zu einem bestimmten Zeitpunkt zu einer unüberwindbaren Ermüdung führen. Zusätzlich versteht man unter der Ausdauer die Regenerationsfähigkeit nach psychischen und physischen Belastungen (Eifler, 2016, S.24).

Die Ausdauer kann in der eingesetzten Muskulatur untergliedert werden, in allgemeine und lokale Ausdauer. Von lokaler Ausdauer kann bei einem Einsatz von einem Sechstel oder weniger der Gesamtmuskelmasse gesprochen werden. Zusätzlich kann die Ausdauer in der Art der Energiebereitstellung, die entweder anaerob oder aerob stattfindet, in der Arbeitsweise der Muskulatur, das bedeutet in dynamische oder statische Muskelarbeitsweise und in der Belastungsdauer, die von Kurzzeit- (35-120 Sekunden) über Mittelzeit- (2-10 Minuten) bis Langzeitausdauer (10-90 Minuten) reicht, untergliedert werden. (Eifler, 2016, S.25-27).

Beim Side-Step wird von der Ausgangsposition aus, die ein neutraler Stand mit geschlossenen Beinen ist, ein Fuß auf einer horizontalen Linie ca. auf schulterbreite gesetzt. Anschließend wird der Fuß zurück zur Ausgangsposition gesetzt und der Schritt kann in die andere Richtung wiederholt werden. Bei diesem Schritt wird die allgemeine Ausdauer, in einer dynamischen Arbeitsweise mit aerober Energiebereitstellung trainiert. Die Belastungsdauer ist bei dieser Bewegung variabel und hängt von der Häufigkeit der Ausführung ab. Bei einem einzelnen Schritt wird die Kurzzeitausdauer trainiert. Beim aneinanderreihen des gleichen oder auch verschiedener Schritte kann jedoch auch die Mittelzeit- und Langzeitausdauer trainiert werden.

Eine andere Bewegungsform wäre z.B. das Indoor-Cycling oder auch Spinning bei dem Fahradergometer oder spezielle Spinning-Räder benutzt werden um das Fahrradfahren zu simulieren. Hier kann mit verschiedenen Intensitäten und Geschwindigkeiten gearbeitet werden. Bei dieser Bewegungsform wird die allgemeine Ausdauer, in einer dynamischen Arbeitsweise mit aerober Energiebereitstellung trainiert. Wie bereits bei dem ersten Beispiel ist auch hier die Belastungsdauer variabel und individuell anpassbar. Die Bewegung kann bis zur kompletten individuellen Ermüdung ausgeführt werden, oder in kurzen intensiven Intervallen.

1.3 Beweglichkeit

„Beweglichkeit ist die Fähigkeit, Bewegungen willkürlich und gezielt mit der erforderlichen bzw. optimalen Schwingungsweite der beteiligten Gelenke ausführen zu können." (Martin, Carl & Lehnertz, 1993, S.214)

Die Beweglichkeit des Organismus wird durch drei Gruppen von Faktoren beeinflusst. Zum einem beeinflussen anhropometische Faktoren die Beweglichkeit, dazu zählen die Faktoren Gelenkigkeit, Dehnfähigkeit und Kraftfähigkeit. Die Zweite Gruppe sind die Personen spezifischen Faktoren. Hierzu zählen Alter, Geschlecht, Psyche und Gelenkabnutzung. Zusätzlich beeinflussen Äußere Faktoren, wie Temperatur, Ermüdung der Muskulatur und Tageszeit die Beweglichkeit (Eifler, 2016, S.29-30).

Zur Dehnung des vierköpfigen Oberschenkelmuskels wird eine Ausgangsposition im stehen mit geschlossenen Beinen eingenommen. Ein Fuß wird nun am Sprunggelenk umfasst und die Verse wird zum Gesäß angezogen, der Oberkörper bleibt aufrecht. Die Dehnung wird hier für 15-20 Sekunden gehalten und anschließend wird die Ausführung mit dem anderen Bein wiederholt. Bei dieser Übung findet eine statische Dehnung statt.

Zur Dehnung der Beinbeugemuskulatur wird eine Ausgangsposition im stehen mit geschlossenen Beinen eingenommen und die Arme werden nach vorne ausgestreckt. Der Oberkörper senkt sich nun in Richtung Boden ab, während die Beine gestreckt bleiben. Die ausgestreckten arme zeigen mit den Fingerspitzen Richtung Boden. Der Oberkörper wird soweit gesenkt, dass eine Dehnung an der Oberschenkelrückseite zu spüren ist. Die Endposition ist individuell und ist abhängig von der Beweglichkeit des Beinbeugers. Im Optimalfall sollte mit den Fingerspitzen oder sogar mit der Handfläche der Boden berührt werden können.

1.4 Koordination

Als Koordination bezeichnet man „[...]das Zusammenspiel von Zentralnervensystem und Skelettmuskulatur innerhalb eines gezielten Bewegungsablaufes." (Hollmann & Hettinger, 1990, S.143)

Die Koordination wird unterschieden in intra- und intermuskuläre Koordination.

Die intramuskuläre Koordination ist die Rekrutierung und Aktivierung möglichst vieler motorischer Einheiten innerhalb eines Muskels (Eifler, 2016, S. 33).

Als intermuskuläre Koordination wird das Zusammenspiel von Agonisten, Antagonisten und Synergisten innerhalb eines Bewegungsablaufes beschrieben (Eifler, 2016, S. 34).

Eine Beispielübung für die intermuskuläre Koordination wäre z.B. die Kniebeuge. Die Übung startet mit einem festen Stand, bei dem die Füße hüftbreit aufgestellt sind und die Fußspitzen gerade aus zeigen. Die Knie sind leicht gebeugt und der Oberkörper gerade aufgerichtet. Bei der Bewegung findet im Kniegelenk eine Beugung um ca. 90 Grad statt und das Gesäß wird nach hinten gedrückt. Bei der Bewegung sollten die Knie im besten Fall die Zehenspitzen nicht überschreiten. Von der Endposition aus, bei der die Knie 90 Grad gebeugt sind, findet nun die Bewegung zurück in die Ausgangsposition statt. Zu beachten ist, dass der Rücken während der gesamten Übungsausführung gerade sein sollte. Hier ist das Zusammenspiel verschiedener Muskeln sehr entscheidend.

Eine weitere Beispielübung wäre ein Side-Step unter Einbezug der Arme. Beim Side-Step wird von der Ausgangsposition aus, die ein neutraler Stand mit geschlossenen Beinen ist, ein Fuß auf einer horizontalen Linie ca. auf schulterbreite gesetzt. Anschließend wird der Fuß zurück zur Ausgangsposition gesetzt und der Schritt kann in die andere Richtung wiederholt werden. Nimmt man nun eine Bewegung der Arme hinzu so werden verschiedenste Muskeln aktiviert und müssen in einem Bewegungsablauf zusammen arbeiten.

2   Externe Bedingungen einer Kurseinheit

Bei der Planung eines Kurses sollten externe Bedingungen immer berücksichtigt werden. Dazu zählen Rahmenbedingungen wie die Räumlichkeit, die Ausstattung und Tageszeit. Die Zielgruppe sollte ebenfalls bei der Planung genauer betrachtet werden. Wie groß ist die Gruppe? Wo liegt das Durchschnittsalter? Auf welchem Leistungsniveau befindet sich die Gruppe? Als letztes, bevor es zur inhaltlichen Planung kommt, sollte für die Kursstunde eine feste Zielsetzung stattfinden (Eifler, 2016, S.70).

Die Rahmenbedingungen können gravierende Auswirkungen auf die inhaltliche Planung der Kursstunde haben (Eifler, 2016, S.70).

Fehlt zum Beispiel Equipment, wie Hanteln oder Bodenmatten, ist der Kurstrainer bei der Auswahl der Übungen eingeschränkt. Der Trainer muss sich dem vorhandenem Equipment anpassen und die Übungen wählen, die mit dem vorhandenem Equipment möglich sind. Er müsste in diesem Fall auf Übungen im Stand mit dem eigenem Körpergewicht zurückgreifen.

Bietet ein Kursraum nicht genügend Platz für die Anzahl der Teilnehmer, stellt dies den Kurstrainer vor eine weitere Herausforderung. Er muss nun entscheiden, ob er versucht den vorhandenen Platz des Raumes so effizient wie möglich zu nutzen, oder ob das Platzproblem so gravierend ist, dass er sogar den Kurs in einen anderen Raum verlegen muss. Dies würde einige Zeit der Vorausplanung in Anspruch nimmt, da er Prüfen müsste ob und welche Alternativen überhaupt zur Verfügung stehen.

Zusätzlich zu den Rahmenbedingungen sollte sich der Kurstrainer die Gruppe genauer anschauen (Eifler, 2016, S.71).

Die Auswahl der Übungen ist immer vom individuellen Leistungsniveau der Teilnehmer abhängig. Handelt es sich um eine Gruppe mit hohem Durchschnittsalter, Vorbelastungen oder einem allgemeinen niedrigen Leistungsniveau, sollte auf motorisch sehr anspruchsvolle Übungen verzichten werden, oder sie sollten auf ein passendes Niveau abgewandelt werden. Die Übung Liegestütz ist für viele eine sehr anspruchsvolle Übung, weshalb man hier diese Übung bei solchen Bedingungen aus der Planung streichen sollte, oder sie zu vereinfachen, z.B. mit einer Variante auf den Knien.

Handelt es sich um einen Kurs in dem viele Teilnehmer vorbelastet sind, wie z.B. durch Rückenprobleme, sollte der Kurstrainer auf sehr hohe Belastungen im Rückenbereich verzichten. Das heißt natürlich nicht, dass im allgemeinen keine Rückenübungen im Kurs stattfinden sollten, denn dieses verbessern in den meisten Fällen, durch eine Stärkung der Muskulatur im Rücken, die Beschwerden. Vor allem sollte aber auf schwere Gewichte verzichtet werden.

Die Übungen die im Hauptteil eines Kurses ausgewählt werden, sind immer abhängig von der Zielsetzung des Kurses und beeinflussen damit unter anderem auch das Warm-up und das Cool-down, deshalb sollte ein klares Ziel im voraus definiert werden (Eifler, 2016, S.72).

Die Ziele können sich in Kurzzeit- und Langzeitziele einteilen lassen. Die Langzeitziele zielen auf eine Verbesserung einer oder mehrere motorischer Fähigkeiten ab, während Kurzzeitziele innerhalb einer Kursstunde erreicht werden können (Eifler, 2016, S.72).

Ein Langzeitziel könnte z.B. sein, die Fähigkeit Kraft innerhalb eines Monats in bestimmten Übungen, um eine bestimmte Wiederholungsanzahl zu verbessern. Schafft der Teilnehmer bei seinem ersten Kurs zehn Kniebeugen ohne Zusatzgewicht, in dem Folgemonat aber bereits fünfzehn, kann hier von einer Kraftsteigerung gesprochen werden.

Ein Kurzzeitziel kann z.B. das bewältigen eines Trainings sein, das unter festgelegten Anforderung steht. Schafft der Teilnehmer es bei allen Übungen den Anforderungen zu entsprechen, so hat er dieses Ziel erreicht.

3   Kursplananalyse

Die Folgende Abbildung zeigt den Kursplan einer Fitnesseinrichtung ab, der für die folgende Analyse als Beispiel dient.

[Die Abbildung wurde aus urheberrechtlichen Gründen für die Veröffentlichung entfernt.]

Abb. 1: Kursplan einer Fitnesseinrichtung

Aus trainingswissenschaftlicher Sicht fällt auf, dass bei der Kursplanung sowohl Kraft-, Ausdauer- als auch Entspannungskurse mit eingebaut wurden. So ist dem Kunden die Möglichkeit geboten mehrere motorische Fähigkeiten im Kursbereich zu trainieren. Positiv ist auch noch anzumerken, dass sich einige Kurse innerhalb der Woche wiederholen, so kann der Kunde die gleichen Trainingsreize in einer höheren Frequenz absolvieren.

Viele Kurse Wiederholen sich jedoch leider nicht, dadurch ist in einigen Kursen das gleiche Training nur einmal die Woche möglich. Die Rheinfolge der Kurse ist aus trainingswissenschaftlicher Sicht an einigen stellen ebenfalls fragwürdig. Viele Kunden absolvieren mehrere Kurse in Folge, weshalb es sinnvoll ist sie in einer aus trainingswissenschaftlicher Sicht vorteilhaften Rheinfolge zu gestalten. Die optimale Rheinfolge würde mit einem Kraftkurs starten, gefolgt von einem Ausdauerkurs und abgeschlossen durch einen Entspannungskurs. Am Montag z.B. werden nach einem Kraftkurs zwei Ausdauerkurse in Folge angeboten und dann von einem Kraftkurs abgeschlossen. Es findet kein Entspannungskurs statt. Eine Möglichkeit den Kursplan an dieser Stelle zu optimieren, wäre es „Body Pump" und „Zumba" zu tauschen, so hätte der Kunde die Möglichkeit nach einem Kraftkurs einen Ausdauerkurs zu absolvieren. Die Rheinfolge der Kurse könnte man so auch für die anderen Tage optimieren, bei denen die Rheinfolge ebenfalls nicht optimal ist.

Die Kurse scheinen für alle Zielgruppen geeignet zu sein, da es keine Leistungsstufen gibt. Dies kann bei kleinen Kursen durchaus akzeptabel sein. Bei größeren Kursen macht es allerdings Sinn die Kurse in Leistungsniveaus einzuteilen, da der Kurstrainer bei großen Kursen nicht die Chance hat jeden Teilnehmer optimal zu korrigieren.

Organisatorisch gesehen ist es positiv anzumerken, dass es viel Variation gibt und verschiedenste Kurse angeboten werden. Diese Abwechslung kann für den Kunden sehr motivierend sein. Die Kurse in dem Beispiel wurden den üblichen Stoßzeiten eines Fitnessstudios angepasst. Die meisten Kurse befinden sich am Abend ab 18:30. Zu dieser Zeit haben die meisten Kunden ihre Arbeit für den Tag beendet und haben so Zeit die Kurse zu nutzen. Die Lücken die im Kursplan vorhanden sind, sind zu einem Großeinteil sinnvoll, bzw. zu mindestens nicht zu Stoßzeiten. Freitag Abend sind die meisten Studios sehr schwach besucht. Hier wird im Beispiel deshalb auch nur ein Kurs Angeboten. Samstag ist ebenfalls meist schwächer besucht, während sich Sonntag das Studio in vielen fällen wieder füllt. So wurden hier auch die Kurse für das Wochenende angepasst.

Die Lücken kann man jedoch auch negativ bewerten. Vor allem am morgen ist es fragwürdig so wenige Kurse anzubieten. Viele Kunden besuchen auch am Morgen das Fitnessstudio. Zum einen sind darunter viele Rentner, man könnte darüber diskutieren inwiefern dies die Zielgruppe des Studios aus dem Beispiel ist, allerdings häufen sich Jobs mit flexiblen Arbeitszeiten und Schichtarbeit immer mehr. Vielen Kunden ist es deshalb möglich auch am Morgen das Studio zu besuchen um vor ihrer Arbeitszeit zu trainieren. In der kompletten Woche finden am morgen nur drei Kurse statt. Dies ist aufgrund bereits beschriebenen Gründen als sehr problematisch zu sehen. Zusätzlich dazu kommt das alle drei angebotenen Kurse Entspannungskurse sind. Eine Kunde der am morgen trainieren möchte, oder sogar nur am morgen trainieren kann, hat keine Möglichkeit Ausdauer- oder Kraftkurse zu besuchen. Negativ ist auch noch, dass sich viele Kurse nicht wiederholen und somit nicht jeder Kunde die Möglichkeit hat jeden Kurs zu testen oder zu dauerhaft zu besuchen.

Aus wirtschaftlicher Sicht sind zwei Punkte der Kursplanung negativ anzumerken. Es wird der lizenzierte Kurs „Body Pump" angeboten, für die Berechtigung diesen Kurs anzubieten muss das Studio monatliche Lizenzgebühren zahlen. Wirtschaftlich gesehen sollte der Kurs nun so oft wie möglich angeboten werden, um die Lizenzgebühren effizient auszufüllen. Allerdings wird der Kurs in dem Beispiel nur zwei mal in der kompletten Woche Angeboten. Der zweite Punkt sind die bereits angesprochenen Lücken in der Kursplanung. Der Kursraum hat in den meisten fällen eine große Fläche und ist somit auch mit hohen Mietkosten verbunden. Hier sollten die Mietkosten effizient ausgefüllt werden, in dem so viele Kurse wie möglich angeboten werden. Besonders am morgen macht dies aus bereits beschriebenen Gründen nun doppelt Sinn. Gibt es Zeiten an denen die Kurse tatsächlich extrem bis gar nicht genutzt werden, sollte man hier natürlich abwiegen inwiefern die Kosten für einen Kurstrainer hier noch wirtschaftlich sind. Die Lücken die nun immer noch vorhanden sind können anderweitig gefüllt werden, in dem man den Raum vermietet an andere Einrichtung, oder anderweitig für eigene Tätigkeiten nutzt.

4 Planung einer Wirbelsäulengymnastik

4.1 Zielgruppe

Die Gruppe besteht aus zehn bis fünfzehn männlichen und weiblichen Personen im Alter von 35 – 60 Jahren. Die Gruppe ist auf einem niedrigen Leistungsniveau und bringt wenig Vorkenntnisse mit. Einige der Teilnehmer sind bereits durch leichte Rückenschmerzen durch Fehlhaltung vorbelastet. Diese Gruppe ist eine typische Zielgruppe der Wirbelsäulengymnastik.

4.2 Material

Als Material wird für den dargestellten Beispielkurs lediglich eine Gymnastikmatte benötigt, um Übungen am Boden auszuführen. Bei der Erwärmung, die Schritte aus der Step Aerobic beinhalten wird, wird Musik mit 120 bpm verwendet, da diese optimal für Step Aerobic ist (Eifler, 2016, S.92)

4.3 Stundenplanung

Die Kursstunde beginnt mit der Begrüßung. Während der Begrüßung kann der Kurstrainer sich vorstellen, eine Planung für die Stunde vorstellen, neue Teilnehmer begrüßen oder weitere Hinweise für die Kursstunde geben (Eifler, 2016, S.66). Die Begrüßung nimmt ca. 1 ½ Minuten in Anspruch.

Es folgt das Warm up, dass sich in ein spezielles und ein allgemeines Warm up aufteilt und ca. 1/5 der kompletten Dauer eines Kurses beansprucht. Beim Warm up wird das Herz-Kreislauf-System und die für den Kurs relevante Muskulatur auf die kommende Belastung vorbereitet, die Körpertemperatur erhöht und der Körper mobilisiert (Eifler, 2016, S.67). Bei dem hier dargestelltem Warm up werden Schritte aus der Step Aerobic benutzt. Es wird Musik mit 120 bpm verwendet und die Schritte werden rhythmisch in Zählzeiten ausgeführt.

Im Hauptteil geht es um die Kräftigung der rumpfstabilisierenden Muskulatur, dieser nimmt ca. 3/5 der Gesamtdauer ein.

Das Cool Down nimmt wie bereits das Warm up 1/5 der Zeit in Anspruch. Die Muskulatur wird in diesem Teil entspannt. Es finden verschiedene Dehnübungen statt.

In der Verabschiedung kann der Kursleiter die Stunde beenden und sich von den Teilnehmern verabschieden. Sinnvoll ist es auch sich als Kurstrainer eine Rückmeldung der Teilnehmer einzuholen und die Teilnehmer für die Mitarbeit zu loben (Eifler, 2016, S.70). Die Verabschiedung nimmt ca. 1 ½ Minuten in Anspruch.

Tab. 1: Darstellung des allgemeinen Warm ups

Phase: allgemeines Warm up (4 Minuten)		
Bewegung	Belastungsgefüge (in Zählzeiten)	Bemerkung
Stand (Schultern kreisen)	2x8	-
Stand (Arme Kreisen)	2x8	-
March (Arme mit nehmen)	1x8	nächsten Schritt ansagen
Side to side	2x8	-
Side to side (Arme zur Seite mitnehmen)	3x8	-
Side to side	2x8	-
March (Arme mitnehmen)	1x8	nächsten Schritt ansagen
V-Step	2x8	-
V-Step (V-Bewegung der Arme)	3x8	-
V-Step	2x8	-
March (Arme mitnhemen)	1x8	nächsten Schritt ansagen
Step touch	2x8	-
Step touch (Arme abwechselnd nach vorne strecken)	3x8	-
Step touch	2x8	-
March (Arme mitnehmen)	1x8	nächsten Schritt ansagen
Side to side (Arme zur Seite mitnehmen)	2x8	nächsten Schritt ansagen
V-Step (V-Bewegung der Arme)	2x8	nächsten Schritt ansagen
Step touch (Arme abwechselnd nach vorne strecken)	2x8	nächsten Schritt ansagen

March	1x8	Ende des Warm ups

Tab. 2: Darstellung des speziellen Warm ups

Phase: spezielles Warm up (4 Minuten)			
Übung	Bela-sungsge-füge	Übungsbeschreibung	Bemerkung
Schulterkreisen	12 Wdh. 2x	- Hüftbreiter Stand - Arme sind auf Schulterhöhe - Ellenbogen leicht angewinkelt - Handflächen zeigen zu Boden - Rotation im Schultergelenk	Warm up der Rotatorenmanchette im Schultergelenk
Rudern mit Handtuch	12 Wdh. 2x	- Hüftbreiter Stand - Handtuch in beide Hände nehmen - Fäuste zeigen nach vorne - Knie ca. 90 beugen - Oberkörper nach vorne lehnen - Handtuch an den Oberschenkeln zum Oberkörper ziehen - Schulterblätter zusammenziehen	Warm up der Rückenmuskulatur (breiter Rückenmuskel, Trapezmuskel)
Rumpfrotation	12 Wdh. je Seite 2x	- Hüftbreiter Stand - aufrechter Oberkörper - Arme auf Schulterhöhe - Ellenbogen 90 Grad angewinkelt - Handflächen zeigen zum Boden - Oberkörper nach links und rechts rotieren - Hüfte zeigt nach vorne und dreht sich nicht mit	Warm up der Rumpfmuskulatur (autochone Rückenmuskulatur, schräge Bauchmuskulatur) und der Wirbelsäule
Butterfly stehend	12 Wdh. 2x	- Hüftbreiter Stand - aufrechter Oberkörper - Arme auf Schulterhöhe - Arme austrecken - Handflächen zeigen nach vorne - Handflächen zu einander führen - 5 cm vor Berührung zurück in die Ausgangsposition	Warm up der Brustmuskulatur und Schultermuskulatur (vorderer Deltamuskel, großer Brustmuskel)

14/18

Tab. 3: Darstellung des Hauptteils

Phase: Hauptteil (30 Minuten)				
Ziel der Übung	Name der Übung	Übungsbeschreibung	Belastungsgefüge	Bemerkungen
Stärkung des unteren Rückenbereichs und der geraden Bauchmuskulatur	Oberkörperheben	- hüftbreiter Stand - die Knie werden leicht gebeugt - Arme werden nach oben ausgestreckt - Handflächen zeigen nach vorne - Oberkörper senkt sich nach vorne ab - die Hüfte wird gebeugt bis zu einem 90 Grad Winkel zwischen Beinen und Oberkörper - Bewegung zurück in die Ausgangsposition	15 Wdh. davon 10 Wdh. Single 5 Wdh. 2/2 Tempo	- gerader Rücken - individuelle Bewegungsamplitude je nach Beweglichkeit - Knie nicht weiter beugen - ausatmen beim hochgehen - einatmen beim runtergehen
Stärkung der Gesäß und Beinmuskulatur zur Entlastung der Wirbelsäule	Kniebeugen	- hüftbreiter Stand - Zehenspitzen zeigen gerade aus - Arme werden nach vorne ausgestreckt - Runter gehen in die Knie bis ca. 90 Grad - Gesäß wird nach hinten gedrückt - Blick gerade aus - Bewegung zurück in die Ausgangsposition	15 Wdh. davon 10 Wdh. Single Tempo 5 Wdh. 2/2 Tempo	- Knie nicht über die Zehen spitzen - gerader Rücken - Füße fest auf dem Boden - ausatmen beim hochgehen - einatmen beim runtergehen
Stärkung der Brust- und Schultermuskulatur	Gesundheitsliegestütze	- Start im Vierfüßler-Stand - Hände auf Schulterhöhe - Fingerspitzen zeigen gerade aus - Knie werden leicht nach hinten versetzt - der Oberkörper bewegt sich nach unten - ca. fünf Zentimeter bevor das Gesicht den Boden berührt zurück in die Ausgangsposition	15 Wdh. davon 10 Wdh. Single Tempo 5 Wdh. 2/2 Tempo	- Gesäß und Rücken auf einer Linie - Um so weiter die Knie nach hinten um so anspruchsvoller - ausatmen beim hochgehen - einatmen beim runtergehen
Stärkung der geraden Bauchmuskulatur, Rumpfmuskulatur und Gesäßmuskulatur	Unterarmstütze	- Start im Vierfüßler-Stand - Beine ausstrecken - Füße auf den Zehenspitzen aufstellen - Arme auf den Unterarmen aufstellen - Ellenbogen auf Schulterhöhe - Fingerspitzen zeigen nach vorne - Position halten	2x 30 Sekunden die Position halten	- Gesäß und Rücken auf einer Linie - Bauchmuskulatur anspannen - Blick auf den Boden - gleichmäßig atmen
Stärkung der schrägen Bauchmuskulatur	Rumpfrotation	- Start in Rückenlage - Beine um 90 Grad anwinkeln - Arme nach vorne ausstrecken - Fingerspitzen zeigen nach vorne	10 Wdh. x Seite davon 5 Wdh. Single Tempo	- Rücken gerade halten - Kopf als Verlängerung der Wirbelsäule - gleichmäßig atmen

Ziel	Übung	Ausführung	Wiederholungen	Hinweise
		- Oberkörper 30 Grad anheben - Arme zusammen mit dem Rumpf nach links und rechts rotieren - Fünf Zentimeter bevor die Hände den Boden berühren in die andere Richtung rotieren	5 Wdh. 2/2 Tempo	
Stärkung des unteren Rücken-bereichs und der Gesäß Muskulatur	Hüftheben	- Start in Rückenlage - Beine um 90 Grad anwinkeln - Füße flach auf den Boden - Arme diagonal neben dem Oberkörper - Blick nach oben - Gesäß um ca. 20 Zentimeter anheben - Gesäß zurück Richtung Boden bewegen - 2 Zentimeter vor dem Boden wieder nach oben	20 Wdh. davon 10 Wdh. Single Tempo 5 Wdh. Superslow Tempo 5 Wdh. 2/2 Tempo	- Bauch anspannen - gerade Rückenbereich - Wirbel für Wirbel nach oben - ausatmen beim hochgehen - einatmen beim runtergehen
Stärkung der Rückenstreck-muskulatur	Superman	- Start in Bauchlage - Arme nach vorne ausstrecken - Beine nach hinten ausstrecken - Fingerspitzen zeigen nach vorne - Füße auf Zehenspitzen aufgestellt - Beine und Arme gleichzeitig um ca. 10 Zentimeter an heben	20 Wdh. davon 10 Wdh. Single Tempo 5 Wdh. Superslow Tempo 5 Wdh. 2/2 Tempo	- gleichmäßiges Tempo - keine Überstreckung im Rücken - ausatmen beim hochgehen - einatmen beim runtergehen

Tab. 4: Darstellung des Cool downs

Phase: Cool down (4 Minuten)			
Übung	Belastungsgefüge	Übungsbeschreibung	Bemerkungen
Dehnung unterer Rücken	30 Sekunden halten	- Gesäß auf die Versen absetzen - Arme nach vorne ausstrecken - Kopf und Arme auf den Boden senken	- Gesäß bleibt auf Versen - Rückenmuskulatur wird gedehnt - Blutdruck, Körpertemperatur, Herzfrequenz langsam absenken
Rollen auf dem Rücken	20 Sekunden	- Start in Rückenlage - Knie mit den Armen umgreifen - Kreise auf dem Rücken rollen	- lockert die Wirbelsäule - Muskeltonus wird verbessert
Kuh & Katze	15 Wiederholungen	- Start im Vierfüßler-Stand - Wirbel für Wirbel zu einem Buckel abrollen - anschließend Wirbel für Wirbel zum Hohlkreuz formen - Bewegung im Wechsel	- einatmen Buckel - ausatmen beim Hohlkreuz - lockert Wirbelsäule
Schulterkreisen	20 Sekunden	- Start im sitzen - Oberkörper aufrecht - Arme hängen lassen - Rotation im Schultergelenk	- entspannt Schultermuskulatur und Schultergelenk
Strecken	30 Sekunden	- Start in Rückenlage - Arme weit nach vorne strecken - Beine weit nach hinten strecken	- entspannt kompletten Körper - Ende des Cool downs

4.4 Begründung

Die Übungsabfolge ist so konstruiert, dass die Übungen im Stehen beginnen, und sich die Teilnehmer Stück für Stück auf den Boden bewegen. Nach dem Warm up kann direkt im stehen begonnen werden und das Cool down kann direkt im liegen begonnen werden. Die Belastungen steigern sich im Laufe des Hauptteils, so das sich die Teilnehmer nach und nach an die Belastung gewöhnen können. Es werden Übungen für die gerade und schräge Bauchmuskulatur, die Brustmuskulatur, die Gesäßmuskulatur und den kompletten Rückenbereich gemacht, da diese in direkter oder indirekter Verbindung mit der Wirbelsäule bestehen.

5 Literaturverzeichnis

Eifler, C. (2016). *Studienbrief Gruppentraining I* (Rev.15.019.000). Saarbrücken: Deutsche Hochschule für Prävention und Gesundheitsmanagement

Hollmann, W. & Hettinger, T. (2000). Sportmedizin: Grundlagen für Arbeit, Training und Präventivmedizin (4.,völlig neu bearb. u. erw. Aufl.). Stuttgart: Schattauer. Martin,

D., Carl, K. & Lehnertz, K. (1993). *Handbuch Trainingslehre* (3. Aufl.). Schorndorf: Hoffmann.

6 Abbildungs- und Tabellenverzeichnis

6.1 Tabellenverzeichnis

6.2 Abbildungsverzeichnis

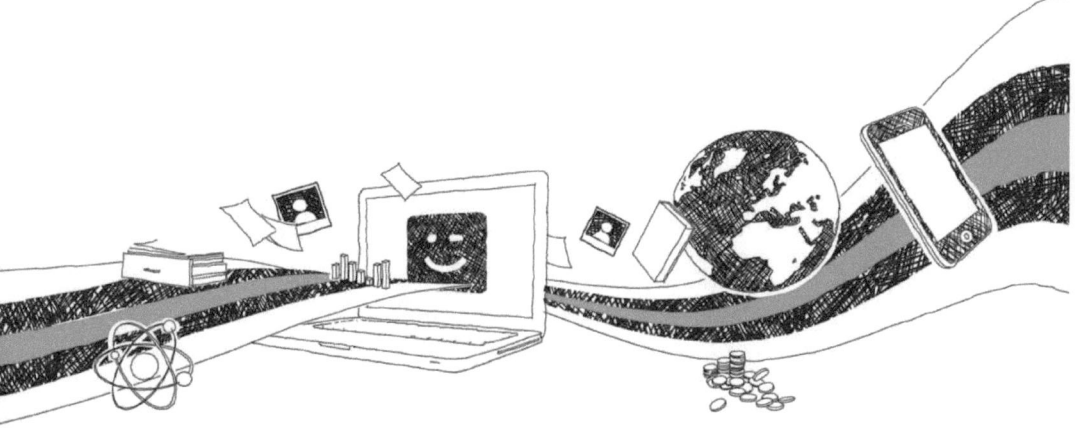
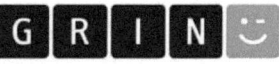